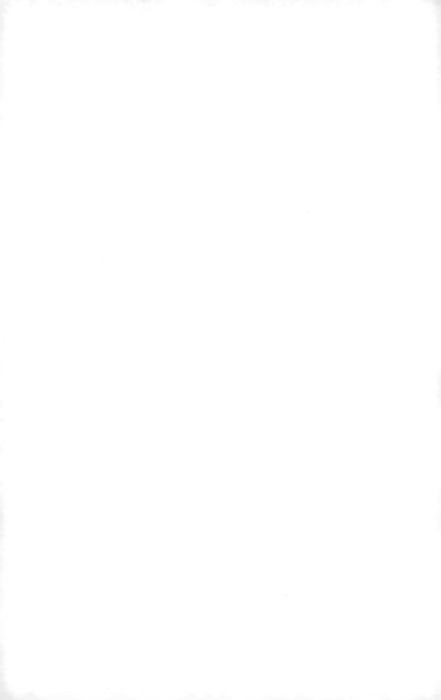

睡不着 睡不好 睡不醒

失眠自查、防治科普手册

王学义　王育梅 主编

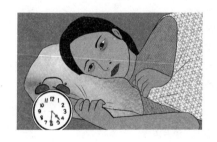

河北科学技术出版社
·石家庄·

图书在版编目（CIP）数据

睡不着 睡不好 睡不醒 / 王学义，王育梅主编
. —— 石家庄：河北科学技术出版社，2023.9
ISBN 978-7-5717-1608-0

Ⅰ.①睡… Ⅱ.①王…②王… Ⅲ.①失眠—防治—
普及读物 Ⅳ.① R749.7-49

中国国家版本馆 CIP 数据核字 (2023) 第 098227 号

睡不着 睡不好 睡不醒
SHUIBUZHAO SHUIBUHAO SHUIBUXING
王学义 王育梅 主编

选题策划：	北京兴盛乐书刊发行有限责任公司
责任编辑：	李 虎
责任校对：	徐艳硕
美术编辑：	张 帆
封面设计：	李爱雪
排版设计：	刘 艳
出版发行：	河北科学技术出版社
地 址：	石家庄市友谊北大街 330 号（邮编：050061）
印 刷：	固安县保利达印务有限公司
经 销：	全国新华书店
开 本：	787mm×1092mm 1/32
印 张：	3.25
字 数：	35 千字
版 次：	2023 年 9 月第 1 版
印 次：	2023 年 9 月第 1 次印刷
书 号：	978-7-5717-1608-0
定 价：	36.00 元

前　言

　　在人的一生中，约有三分之一的时间用来睡眠，睡眠质量的好坏与个人的生存发展和身心健康密切相关。我国中医经典《黄帝内经》有云："昼日常行于阳，夜行于阴，故阳气尽则卧，阴气尽则寤。"清代医家李渔的观点："养生之诀，当以睡眠居先。睡能还精，睡能养气，睡能健脾益心，睡能强筋壮骨。"现代医学与中医学对睡眠的看法非常吻合，现代医学认为睡眠可以促进精力和体力恢复，增强免疫力，促进身体发育，保护大脑功能等，优质的睡眠有助于增强记忆，恢复精力，促进生长发育，进而提高生产力。

随着现代社会节奏的加快，人们的社会生活方式发生了很大变化，睡眠问题也变得越来越常见。根据世界卫生组织调查，全球睡眠障碍患病率高达27%，中国睡眠协会2016年调查数据显示，中国有超过3亿人存在睡眠问题，而且还在逐年增多。在众多的睡眠问题中，失眠和睡眠呼吸问题最常见。中国成年人失眠发生率高达38.2%，1.76亿人存在睡眠呼吸问题。失眠和睡眠呼吸问题可引发抑郁、高血压、糖尿病、胃肠疾病、痴呆、肿瘤、心脑血管疾病等多方面健康问题。因此，加强对睡眠障碍的科普宣传势在必行。

本书围绕失眠展开讨论，主要介绍失眠的原

因、临床表现、诊断和治疗，以及失眠的预防和复发问题。我们力求深入浅出地为读者介绍关于失眠的各种知识，以改善睡眠质量，提高睡眠效率，维护身心健康。由于水平所限，书中可能存在不当之处，欢迎广大读者批评指正。

　　该书的出版得益于河北省心理卫生学会和河北省科学技术协会的大力支持，在此一并致谢！

王学义　王育梅

2022年12月

contents

目　录

第一部分 ————————————————————— 001
认识失眠

1 什么是失眠？ ／003

2 什么属于好的睡眠？ ／005

3 失眠是哪些原因引起的？ ／006

4 什么是失眠恐惧症？ ／008

5 失眠的几个误区及如何改善睡眠 ／009

6 长期失眠造成的后果 ／011

第二部分 ——————————————— 013
失眠的诊断

1 失眠有什么临床表现? / 015

2 失眠对日间功能的影响 / 017

3 失眠如何诊断? / 019

4 怎样判断患有失眠症? / 020

5 睡得少就是失眠吗? / 022

6 诊断失眠需做哪些检查? / 023

7 失眠做多导睡眠监测有什么意义? / 025

第三部分 ──────────────── 027
不宁腿综合征

1 什么是不宁腿综合征？　　　/ 029

2 不宁腿综合征的病因　　　/ 030

3 如何判断是否为不宁腿综合征？　　　/ 032

4 不宁腿综合征带来的影响　　　/ 034

5 不宁腿综合征如何治疗？　　　/ 036

6 不宁腿综合征怎么预防？　　　/ 040

第四部分 ———————————————— 043
影响睡眠的呼吸问题

1 为什么会打呼噜，正常吗？　　/ 045

2 OSA是怎么发生的？　　/ 047

3 OSA的症状　　/ 048

4 OSA如何检测和诊断？　　/ 051

5 OSA如何治疗和预防？　　/ 052

第五部分 ——————————————— 055
失眠的治疗

1 失眠治疗的目标是什么? / 057

2 治疗失眠的药物有哪些? / 058

3 怎样判断自己对安眠药是否有依赖性? / 060

4 哪些人群不宜服用治疗失眠类药物? / 062

5 什么是认知行为疗法? / 064

6 失眠的"物理治疗"都包括哪些? / 072

7 失眠能彻底治好吗? / 076

第六部分 ——————————————— 077
失眠的保健、预防及康复

1 如何预防及调理失眠？　　　／079

2 怎样合理防治因疾病引起的失眠？　　　／081

3 老年人的失眠调治方法有哪些？　　　／083

4 哪些食物能帮助睡眠？　　　／085

5 失眠患者怎样减轻心理压力？　　　／086

6 失眠患者怎样运动健身？　　　／089

Part1

第一部分　认识失眠

1

什么是失眠？

失眠是最常见的睡眠障碍之一，是指尽管有适当的睡眠时机和环境，仍然对睡眠时间或睡眠质量感到不满意。失眠有以下三种表现。

（1）入睡困难（入睡时间超过30分钟）。

（2）睡眠维持障碍（整夜觉醒次数≥2次），再睡时间延长。

（3）早醒（比惯常醒来时间提早1小时以上，醒来后不能再入睡）。

　　偶尔失眠关系不大，但连续长期无法成眠则会诱发多种躯体疾病，如高血压、糖尿病、肿瘤等，也会产生种种不适的感觉，比如注意力不集中、疲乏无力、警觉性差、情绪不佳、头痛、紧张等，长期失眠还会导致抑郁症、焦虑症、痴呆、物质使用障碍等。

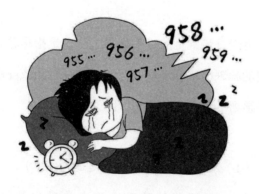

2

什么属于好的睡眠？

（1）白天头脑清醒，精力旺盛，工作效率高，不困倦、疲劳等。

（2）睡眠深，呼吸深长，不易惊醒。

（3）起床快，早晨起床后精神好。

（4）无起夜或很少起夜，无惊梦现象，醒后很快忘记梦境。

（5）入睡快，在10～20分钟入睡。

3

失眠是哪些原因引起的?

产生失眠的原因有以下几种。

（1）身体原因：躯体疾病或服用药物可能影响睡眠。如消化不良、头痛、背痛、关节炎、心脏病、糖尿病、哮喘、鼻窦炎、溃疡病，或服用某些影响中枢神经的药物，如糖皮质激素。

（2）精神因素：工作学习压力过大、过度忧虑、紧张或焦虑、悲伤或抑郁、生气等都可能引起失眠。

（3）生活方式：入睡前在床上长期做与睡眠无关的事情如读书、看电视、玩手机等，就容易养成在床上不想睡觉的习惯。另外，睡前饮用咖啡或茶水，睡前进食过多，睡前吸烟、饮酒，睡前做过度兴奋的活动，倒班工作，作息不规律等不良生活方式会影响睡眠。

（4）环境因素：睡眠环境吵闹，过于明亮、污浊、过冷过热、过度拥挤等。

（5）睡前不宁腿综合征：入睡前双腿什么姿势都不舒服，敲打、按摩都无效。下床活动后好转，上床后仍觉不适，直到入睡后消失。也有服用精神科药物引起的，晚间服药30～60分钟后出现。

4

什么是失眠恐惧症?

"失眠恐惧症"可分为两种类型:第一种是长期睡眠不好导致精神压力过大,睡眠时总是紧张恐惧,担心睡不着,出现预期性焦虑;第二种是实际睡眠和正常人一样,但总认为自己睡得不够,睡得不好,从而产生苦恼。这是一种害怕或恐惧失眠的精神心理问题。在中老年人的失眠中,两种情况都有。因此,许多失眠的人并不一定是真正的失眠,而是患了失眠恐惧症而睡不好。

5

失眠的几个误区及如何改善睡眠

（1）很多人认为好的睡眠是每晚睡够8个小时，其实不然，很多人不需要睡满8个小时，关键在于睡眠质量。

（2）有人经常睡不着也要躺着，等待睡眠，一旦睡不着，便紧张害怕，形成睡眠恐惧，导致恶性循环，更难以入睡。

（3）晚上熬夜，白天补觉，作息紊乱，结果失眠越来越严重，长此以往会对生理和心理产生负面影响。

（4）睡得越多不代表睡得越好，日间思睡需警惕。

（5）老年人睡眠质量差不是正常现象，如果老年人睡眠欠佳，白天精神差，则需要专科治疗。

（6）半夜醒来不表示睡眠不好，偶尔因为上厕所、噪音等醒来是正常现象，不必过于焦虑。

（7）喝酒助眠会降低睡眠质量，还会伤害肝脏等器官，带来其他健康隐患。

（8）睡前运动助眠，但要适量，过量运动导致身体过度兴奋，反而容易引起失眠。

（9）很多人认为睡不好就需用安定类药物助眠，其实有些患者使用安定类药物会加重失眠，需要专业医师明确诊断，指导用药。

（10）避免过度依赖药物，改变对失眠的错误观念，提倡认知行为治疗，有助于改善失眠。

6

长期失眠造成的后果

（1）机体免疫力下降：失眠会导致人体免疫力下降，容易引发感冒和感染性疾病等。

（2）认知功能减退：失眠会使记忆力下降，注意力不集中，决策能力下降，从而导致工作及学习效率降低，影响正常生活和工作、学习质量。

（3）产生负面情绪：长期失眠会导致大脑神经经常处于紧张状态，久而久之患者会出现很多负面情绪，如自卑、高兴不起来、没有兴趣、急躁发脾气、愤怒等，甚至加重抑郁情绪。这样的恶性循环会使失眠的情况越来越严重。

（4）增加患其他疾病的风险：长期失眠会导致内分泌系统紊乱，增加高血脂、高血压、高血糖、肥胖等患病风险，从而进一步增加冠心病、脑出血、偏瘫等多种疾病的风险。另外，睡眠不足或睡眠紊乱会影响细胞的正常分裂，有可能发生癌细胞的突变而导致癌症的发生。

（5）其他：长期失眠可致年轻女性出现面色灰黄、皱纹增多等早衰现象。失眠还会使人的皮肤粗糙，产生黑眼圈和皱纹，持续失眠会加速身心的衰老。

Part2

第二部分　失眠的诊断

1

失眠有什么临床表现?

（1）睡眠质量差：许多患者虽然能够入睡，但仍感到睡眠不解乏，醒后仍有疲劳感。

（2）睡眠感觉障碍：缺乏睡眠的真实感，许多患者虽然能酣然入睡，但醒后坚信自己没睡好，而同室的人或配偶却说他一直在打呼噜。

（3）睡眠浅，容易做梦：患者自感睡不踏实，一夜似睡非睡的，一闭眼就是梦，一有动静就醒。有的早醒，不管几点入睡，早上三四点钟就醒，醒后不能入睡，只好睁眼到天亮，失眠患者都知道在睡不着觉的时候是最痛苦的。还有的患者经常做噩梦，从恐惧惊险的梦境中惊醒，出一身冷汗，紧张心悸，面色苍白，再也不敢入睡了。

（4）入睡困难：辗转难眠，虽有困意，但30分钟也不能入睡，或比以往入睡时间推迟1～2个小时。患者说本来也很困，也想睡觉，可躺在床上就是睡不着，翻来覆去地想一些乱七八糟的事，心静不下来，睡眠总时间明显减少。

2

失眠对日间功能的影响

失眠相关的日间功能损害主要包括以下几点。

（1）疲劳或全身不适。

（2）注意力、注意维持能力或记忆力减退。

（3）学习、工作、社交能力下降。

（4）情绪波动大或易怒。

（5）日间思睡。

（6）兴趣、精力减退。

（7）工作或驾驶过程中错误倾向增加。

（8）紧张、头痛、头晕或与睡眠缺失有关的其他躯体不适。

（9）对睡眠过度关注，焦虑紧张、恐惧。

3

失眠如何诊断?

失眠的诊断必须符合以下条件。

（1）入睡困难，睡眠维持障碍，早醒，总的睡眠时间缩短，睡眠质量下降或晨醒后疲劳和不适无恢复感。

（2）在有条件睡眠且环境适合睡眠的情况下，仍然出现上述症状。

（3）患者主诉至少1种与失眠相关的日间功能损害。

4

怎样判断患有失眠症？

（1）入睡困难：通常需要30分钟以上才能入睡，或难以保持持续性睡眠，半夜易醒2次，5分钟仍不能入睡，或比平时早醒1小时，难以再入睡，或睡眠质量差，第二天不能恢复体力和精力，感觉疲惫。

（2）每周至少出现3次失眠，且持续1个月以上。

（3）过分关注失眠，害怕失眠的后果。

（4）造成明显的主观苦恼或对日常生活、学习、工作造成明显影响（白天头晕乏力，疲劳思睡，注意力涣散，工作能力下降等）。

5

睡得少就是失眠吗?

睡眠时间一般随年龄增长而减少,婴儿每天约需要17个小时的睡眠,儿童需要10~12个小时,青少年需要9~10个小时,大部分成年人需要6~8个小时的睡眠,老年人则可能只需要5~6个小时。还有一部分人被称为"少睡精英",他们对睡眠的需求很少,极少数人每天可能只需要3~4个小时睡眠就足够了。如果睡眠时间比平时明显减少,睡眠质量明显变差,导致主观痛苦并影响日间功能,就有睡眠问题了。

6

诊断失眠需做哪些检查?

（1）实验室检查：了解失眠的最重要方法是应用脑电图多导联描记装置进行全夜睡眠过程的监测。因为睡眠不安和白天嗜睡的主诉有各种不同的原因，而脑电图多导联描记对于准确诊断失眠是必不可少的。

（2）其他辅助检查：在询问病史和重点神经系统查体基础上，需鉴别器质性病变导致的失眠，如高血压病、糖尿病、胃肠疾病、心肺疾病、脑梗死等疾病都可能导致睡眠障碍，所以需要检查：①CT及MRI（磁共振成像）检查；②血常规、血电解质、血糖、肝功能、肾功能；③心电图、腹部B超、胸片等。

（3）利用睡眠相关量表评估睡眠情况，睡眠质量评估以及焦虑抑郁相关量表排查焦虑障碍及抑郁症等。

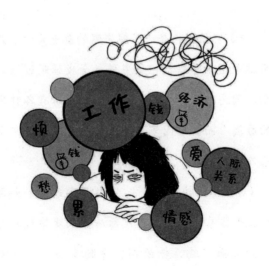

7

失眠做多导睡眠监测有什么意义?

失眠患者夜间多导睡眠监测（PSG）主要检测睡眠潜伏期延长，和/或睡眠中觉醒时间延长，和/或睡眠效率下降。PSG可以提示：睡眠潜伏期或入睡后觉醒时间经常大于或等于30分钟（常见为1～2个小时觉醒潜伏期），有些成年人睡眠总时长不足6个小时，非快眼动睡眠（NREM 1期）睡眠时间增加，慢波睡眠（NREM 3期）和快眼动睡眠（REM）时间减少。另外，还可以检测睡眠呼吸暂停、周期性腿动、不宁腿综合征等。

Part3

第三部分 **不宁腿综合征**

1

什么是不宁腿综合征?

　　不宁腿综合征是一种常见的神经系统疾病,在静息状态时下肢出现强烈的不适感,不知放在什么地方舒服,特别是在入睡之前有强烈活动双下肢的欲望,迫使患者不停地移动下肢或下地行走,虽无生命危险,但严重影响患者的睡眠质量和生活质量,如果不进行治疗会引发身心疾病和抑郁焦虑情绪。

2

不宁腿综合征的病因

　　不宁腿综合征按病因分为原发性和继发性，其病因尚不完全清楚。原发性不宁腿综合征患者往往伴有家族遗传史，目前多数研究认为不宁腿综合征为高外显率的常染色体显性遗传疾病。继发性不宁腿综合征患者的发病年龄较晚，多发于45岁以上。缺铁性贫血、肾脏疾病后期、风湿性疾病、糖尿病、帕金森病、Ⅱ型遗传性运动感觉神经病、Ⅰ/Ⅱ型脊髓小脑性共济失调及多发性硬化等常会引发继发性不宁腿综合征。此外，肥胖、吸烟、运动过少、饮酒等可显著增加不宁腿综合征的患病率。还有药源性的腿不安（腿麻烦），在服药后30～60分钟发生。

3

如何判断是否为不宁腿综合征?

目前，不宁腿综合征的诊断主要基于详细的病史，并无特殊的实验室检查协助确诊，主要基于以下4点。

（1）因腿部不适出现强烈的活动下肢的欲望，伴有不愉快的感觉，有时可有双上肢或身体其他部位受累，如撕裂感、蚁走感、蠕动感、刺痛、烧灼感、疼痛、瘙痒感、腿发麻，有急迫的必须运动的强烈感觉并导致过度活动等。

（2）双腿不适感在休息或不活动时出现或加重，如卧位或坐位。

（3）通过运动或拉伸活动可部分或完全缓解（症状非常严重时，活动也不能缓解）。

（4）不宁腿症状在傍晚或夜间加重，或者仅仅发生在傍晚或夜间（当症状非常严重时夜间加重可能不显著），典型者在23点至次日凌晨4点最为严重，严重影响患者睡眠质量。

4

不宁腿综合征带来的影响

（1）睡眠障碍：大多数患者是因为睡眠障碍就诊，主要为入睡困难和睡眠维持障碍。不宁腿综合征在夜间发作时，迫使患者不停地移动下肢或下地走动，睡眠潜伏期延长，周期性肢体运动觉醒增加，总睡眠时间减少。

（2）生活质量下降：不宁腿综合征的患者生活质量受到严重影响，其生存质量低于正常人群，且症状越重，生活质量越低。

（3）抑郁症或焦虑症：不宁腿综合征患者抑郁或焦虑的患病率是健康人群的2~4倍，症状主要表现为：焦虑、抑郁、疲乏、失眠、自主神经功能紊乱等。同时不宁腿综合征引起的睡眠问题亦是焦虑、抑郁的促发因素。

（4）心血管疾病：有研究发现，不宁腿综合征患者患心血管疾病的风险增加，但其具体机制尚不清楚，可能与睡眠觉醒度障碍导致的血压增高相关。

5

不宁腿综合征如何治疗？

（1）西医疗法。

目前，治疗不宁腿综合征的药物主要有多巴胺类、抗癫痫类、铁剂等。

多巴胺类：包括左旋多巴类药物（左旋多巴）和多巴胺受体激动剂（普拉克索、罗匹尼罗、罗替戈汀等），为治疗不宁腿综合征的一线用药，能够减少患者主观肢体不适感和睡眠周期性肢体运动，改善入睡困难，提高睡眠质量。

不宁腿综合征的A级推荐药物包括：罗替戈汀、罗匹尼罗、普拉克索、加巴喷丁缓释片、加巴喷丁、普瑞巴林等，被认为短期治疗不宁腿综合征有效。对于不宁腿综合征的长期治疗，罗替戈汀有效，加巴喷丁缓释片、罗匹尼罗、普拉克索和加巴喷丁可能有效。

抗癫痫类药物：适于不耐受多巴胺类药物，尤其是以感觉症状为主的患者。常见不良反应有镇静、眩晕、共济失调等。美国食品和药物管理局已批准加巴喷丁缓释片治疗中重度的不宁腿综合征。

铁剂：对于缺铁的不宁腿综合征患者可予以

铁剂治疗，特别是继发性不宁腿综合征的患者，但需避免铁过量引起心、肝、肺等脏器的损害。

（2）中医疗法。

中药：针对药物副作用和依赖性问题，中医中药治疗不宁腿综合征具有一定优势，可增强治疗效果。

针灸、穴位按摩：通过调整阴阳、疏通经络、行气活血，达到治疗疾病的效果。常用穴位有合谷、太冲、足三里、髀关、三阴交、悬钟、阳陵泉、委中以及承山等穴，在辩证的基础上加减。

（3）刺激疗法。

刺激疗法主要包括神经肌肉电刺激（NMES）和经颅磁刺激（TMS）。NMES包括经皮电神经刺激（TENS）和功能性电刺激（FES），主要通过在肌肉或神经上方施加一定的电流刺激来激活肌肉纤维，从而引起肌肉收缩，达到治疗神经肌肉疾病的目的。

6

不宁腿综合征怎么预防？

使用可能诱发不宁腿综合征的药物，如抗精神病药、抗抑郁药、抗组胺药和钙离子通道阻滞剂等，可以根据病情减量或换药治疗。

消除和减少发病因素，如积极治疗原发疾病，避免或减少摄入咖啡因、茶、能量饮料、尼古丁、酒精等，合理搭配饮食，预防缺铁，孕产妇积极补充叶酸、维生素等。

保持良好的心态，因为抑郁和焦虑的情绪会加重不宁腿综合征的症状。

作息规律，注意锻炼身体，不要过度疲劳、过度消耗。白天适度运动或避免白天过度睡眠。

Part4

第四部分 **影响睡眠的呼吸问题**

有些患者可能入睡并不困难，但是很快入睡之后鼾声如雷，伴侣常常被其呼噜声吵醒。患者有时会突然停止打呼噜，即呼吸停止，暂停几秒甚至几十秒后继续呼吸。那么，打呼噜是正常现象吗？睡眠中的呼吸暂停是怎么回事？影响睡眠吗？

1

为什么会打呼噜，正常吗？

打鼾俗称打呼噜，引起鼾症的原因众多。

（1）生理结构畸形：下颌骨发育畸形、下颌骨后缩（俗称地包天）等。

（2）鼻腔原因：鼻息肉、鼻甲肥大、鼻中隔畸形等。

（3）咽喉部原因：舌体肥大、悬雍垂肥大、扁桃体肥大或增生等。

（4）不健康的生活习惯：服用安眠药、饮酒等会抑制呼吸，引起或加重打鼾，严重的会导致呼吸暂停。

（5）年龄：儿童、青少年人群中，打鼾现象也有发生，但比例很低。女性进入更年期后、男性35岁之后打鼾发生率上升。

（6）疾病因素：某些全身性疾病如肥胖症、更年期综合征、甲状腺功能减退、糖尿病等。

（7）遗传因素。

打鼾在健康人群中也时常发生，这与身体疲劳、饮酒、睡眠姿势等因素有关。这种并非疾病因素引起的打鼾，属于生理性打鼾，一般并不会影响生理功能。而有些人，尤其是老年人，由于咽部肌肉松弛等原因，睡眠时容易打鼾，鼾声比较大，且存在呼吸暂停甚至憋醒的现象，这种情况临床上称为成人阻塞性睡眠呼吸暂停（OSA）。

2

OSA是怎么发生的?

　　OSA是由于患者咽喉部肌肉松弛过度,睡眠时气道变窄引起的呼吸困难。OSA的基本周期性变化是入睡→气道变窄→呼吸困难→憋醒→气道开放→呼吸恢复。OSA患者夜间睡眠时会频繁觉醒,睡眠质量差,白天困倦,工作效率降低。

3

OSA的症状

临床上将OSA的症状分为三大类。

（1）睡眠障碍症候群：患者长期睡眠不好，有过憋醒的经历，但不太频繁，无论是生理上还是心理上都还没有受到影响。

（2）微小症候群：患者起床后感觉口腔干燥、口渴，感觉睡眠质量不高，睡得不够多，不够香。白天控制不住地困倦，想睡又睡不着，但常常在看电视或者看书的时候就睡着了。同时伴有记忆力下降、注意力不集中、焦虑、性功能下降等。

（3）典型症候群：此类患者大多打鼾已经很多年了，鼾声像机器轰鸣，声调常常高低起伏不定。无论是睡眠中还是睡醒后，都觉得口干口渴，咽喉部像是有痰液堵塞，睡梦中容易咳嗽。另外，会有胃部反酸的"烧心"感，伴有口臭。总觉得睡了像没睡一样，控制不住地、不分场合地打哈欠流泪，打瞌睡。

OSA与抑郁障碍有共同的临床表现：记忆力下降、注意力不集中、日间嗜睡、日间疲劳、精力不足、易怒、精神警觉性降低。正是因为这样，患有OSA的患者同时罹患抑郁症时常常难以被发现，其实OSA患者也很可能有抑郁情绪。因此，患者一旦出现OSA时应及时到专科医院就诊。

OSA对患者的身心健康和生活质量有明显影响。随着OSA症状加重，患者的各项生理、心理指标都会出现异常，导致患者工作和学习精力不够，效率明显下降。同时，OSA会引起高血压病、糖尿病、心脑血管等疾病的发生和恶化。OSA还会导致性功能下降，引起孕妇发生先兆子痫，导致胎儿发育不良甚至早产或流产。OSA症状严重的患者呼吸暂停可能会达到几十秒甚至一两分钟，如果呼吸暂停超过3分钟，则会导致窒息猝死。

4

OSA如何检测和诊断？

　　OSA的诊断主要是通过睡眠中心专业医师根据整夜多导睡眠呼吸监测（PSG）结果进行判断。睡眠监测主要包括三部分：①依据脑电图、眼电图、肌电图等记录准确、客观的睡眠状况和分期；②监测睡眠呼吸功能发现睡眠呼吸障碍，并对其分型和严重程度进行分析；③对睡眠时心脑血管功能进行监测。

5

OSA如何治疗和预防?

目前并没有针对OSA治疗的特效药。患者到睡眠中心进行睡眠监测并确诊后,由专科医师对其进一步分析评估,大致可以采取下列三种方法治疗。

(1)手术治疗,包括鼻中隔矫正手术、鼻甲手术、改良腭咽成形术、软腭前移术等。

(2)使用口腔矫正器,又称为阻鼾器。该方法较为简便且经济实惠，已经成为OSA主要的非手术治疗方法，样式众多，可大概分为下颌前移矫治器、舌保持器、软腭保持器三大类。

（3）持续正压通气治疗是中重度OSA患者首选的治疗方法。

持续正压通气治疗的长期疗效已被证实，该治疗方法通过给予气道持续的气流，可以帮助患者打开气道，保持呼吸通畅。还可以防止气道塌陷，增加气道面积和气道容积，减轻咽喉部组织水肿。

持续正压通气治疗能有效减少睡眠呼吸暂停的发生次数，可以改善患者缺氧和夜间憋醒状况，从而间接改善日间记忆力、注意力、认知能力，减轻日间嗜睡、疲劳，也进一步改善相关代谢问题和心脑血管并发症，提高OSA患者的生活质量。

　　针对OSA的治疗还应从病因入手，纠正引起OSA的其他躯体疾病，如积极治疗甲状腺功能减退、肢端肥大症等疾病。纠正睡眠体位治疗对年轻、非肥胖的轻度OSA患者是有效的。肥胖是引起OSA的重要原因之一，可以通过控制饮食，增加运动，适当使用药物或外科手术等方式减轻体重，从而达到减轻或预防OSA的目的。另外，戒烟戒酒，避免过度劳累，谨慎使用镇静催眠药物也能预防OSA的发生。

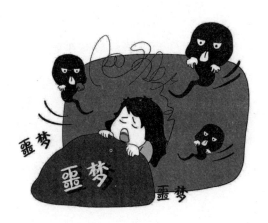

Part5

第五部分　　失眠的治疗

1

失眠治疗的目标是什么？

治疗失眠的目标并不是刻板地期望自己必须睡够多长时间，或者必须几点能睡着，几点必须起床。失眠治疗的目标应是睡眠质量和时间足够恢复自身精力，第二天没有疲惫、困倦、注意力不集中、记忆力下降等不适感觉。

2

治疗失眠的药物有哪些？

治疗失眠的药物主要有以下几种。

（1）非苯二氮卓类受体激动剂，包括唑吡坦、扎来普隆、右佐匹克隆等。

（2）褪黑素受体激动剂，如阿戈美拉汀。

（3）具有镇静作用的抗抑郁药，如米氮平、氟伏沙明、曲唑酮等，该类药物适合于伴有抑郁、焦虑情绪的失眠患者。

（4）苯二氮卓类药物，如氯硝西泮、劳拉西泮、艾司唑仑、奥沙西泮、阿普唑仑等。

（5）其他药物，如某些抗癫痫药、抗精神病药物、抗组胺药物等。

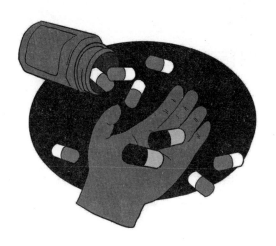

3

怎样判断自己对安眠药是否有依赖性？

如果出现下面的情况，应该怀疑自己是否对安眠药产生依赖了，并咨询医生寻求帮助。

（1）原来的剂量效果已经不如以前有效，需要不断增加剂量，甚至超出最大剂量才能保持催眠效果。

（2）停药后会出现恶心、乏力、紧张、担

心、恐惧等，难以入睡或不能入睡，心烦，全身不适，往往认为疾病加重了。出现这些情况可能有药物依赖了。

4

哪些人群不宜服用治疗失眠类药物？

（1）因药物致畸作用，妊娠期前三个月和哺乳期妇女禁用。

（2）安眠药可导致新生儿肌无力、低体温、低血压和轻度呼吸抑制，所以一般不用于新生儿。

（3）青光眼患者禁用，因安眠药可引起睫状肌松弛，从而加重房水循环障碍。

（4）重症肌无力患者禁用。

（5）老年人和儿童慎用，慢阻肺和呼吸道疾病、肥胖者、鼾症者慎用，如必须使用，请谨遵医嘱。

5

什么是认知行为疗法?

睡眠的认知行为疗法（CBT-I）是目前国内外普遍推荐且公认比较安全、有效治疗失眠的非药物治疗方法，针对失眠的病因及持续因素进行调整治疗，纠正失眠患者不良睡眠习惯及与失眠相关的偏差认知，重新塑造失眠患者合理的认知模式。缓解患者与失眠相关的各种负性情绪，消除患者对失眠的恐惧，减少失眠的高觉醒状态，重构健康的心态和良好的睡眠模式。

常见的失眠认知行为疗法包括：睡眠卫生教育、刺激控制治疗、放松疗法、睡眠限制治疗、矛盾意念法。

（1）睡眠卫生教育。

失眠患者需要了解睡眠卫生知识，减少或排除干扰睡眠的各种不良因素，以改善睡眠质量。

下面我们列出了一些干扰睡眠的相关行为与环境，存在以下行为或在以下环境中可能导致睡眠质量不佳。

表1　干扰睡眠的有关行为与环境

白天频繁打盹	白天多次小睡
就寝和起床时间不规律	晚上2点睡觉，早上睡到11点
频繁长时间醒着躺在床上	长时间躺在床上思考问题或胡思乱想
临近就寝时使用兴奋剂	烟、酒、茶、可乐或咖啡
临近就寝时从事兴奋性活动	工作，谈论紧张性话题，做计划，剧烈运动
在床上进行与睡眠无关的活动	阅读，吃零食或看电视、手机与电脑
卧室环境问题	床垫或枕头不舒适，房间太亮或太吵、过冷或过热
临睡前进行妨碍睡眠的精神活动	回忆过去和思虑将来未发生的事件

（2）刺激控制治疗。

刺激控制治疗是基于条件反射的原理，通过改变非睡眠活动与床或卧室的错误关联，建立睡

眠与床或卧室的正确联系，从而建立合理稳定的
睡眠觉醒规律。刺激控制疗法可作为独立的干预
措施。

　　具体的实施步骤如下表。

表2　刺激控制治疗的步骤

步骤	指令
①	只有感到瞌睡时才上床
②	除睡眠外，不要在床上做其他事情（如阅读，看电脑、手机、电视，打电话，思考或计划活动，吃零食等）
③	若30分钟内未睡着，起床到另一间房做与睡眠无关的事，直到有睡意时再上床
④	若再上床后还不能入睡，重复第3步。若有必要，整夜重复此步骤
⑤	设定闹铃叫醒，无论夜间睡了多久，每天定时起床（这样使身体获得恒定睡眠节律）
⑥	日间不要打盹或卧床睡觉

（3）放松疗法。

机体通过主动的渐进性肌肉放松、自主训练、冥想和瑜伽等方法，使人体验到身心的舒适以调节紧张、焦虑的状态。该疗法对于缓解紧张性头痛、失眠、高血压、焦虑、愤怒等生理、心理状态较为有效，大多数焦虑症患者能从放松训练中获益，肌肉放松被认为是恐怖症和广泛焦虑障碍的有效疗法。松弛疗法对于副交感神经系统兴奋引起的内脏和躯体疾病均可起到良好的调整作用，从而促进睡眠。

（4）睡眠限制治疗。

睡眠限制治疗是一种被广泛采用的针对失眠的行为疗法。通过减少在床上的清醒时间，同时防止日间打盹，帮助失眠患者恢复床与睡眠的联

系，使患者的卧床时间尽量接近入睡时间。目前
睡眠限制治疗仍属于"指导级"的治疗失眠的策
略，但已成为CBT-I方法中最常见的技术之一。
对于年老体弱者不适应或不能完成睡眠限制治疗
的患者，不可强求使用，应采取温和的治疗方
案。同时，在睡眠限制治疗过程中，要注意观察
患者日间行为变化，警惕不良事件的发生。

表3　睡眠限制治疗的步骤

指令	细节
睡眠日志	在开始治疗前1~2周和整个治疗期间，要求患者每天完成睡眠日志。睡眠日志提供的信息至少包括卧床时间、总睡眠时间和总觉醒时间，并计算出睡眠效率（睡眠效率=总睡眠时间／卧床时间×100%）
避免日间打盹	可通过体动记录仪监测

续表

指令	细节
睡眠限制方案	计算1~2周的平均卧床时间和总睡眠时间
	确定治疗方案开始时的卧床时间：在当前平均总睡眠时间的基础上增加30分钟，但总卧床时间不少于5.5个小时
	根据设定的卧床时间，确定患者规律就寝和起床的时间，并保持1周
	持续监测卧床时间与睡眠时间，根据平均睡眠效率对方案进行调整：①若超过90%，则平均卧床时间增加15~30分钟；②若不足85%，则平均卧床时间减少15~30分钟；③若为85%~90%，则无须调整卧床时间
	不要过早设定就寝时间点，但每天早上必须在设定的时间点起床
	按照新方案执行1周后，平均睡眠效率超过90%或不足85%，再按上述原则对卧床时间进行调整。虽然卧床时间经过多次压缩，患者的睡眠效率仍可能不达标，但卧床时间必须在4小时以上

（5）矛盾意念法。

许多失眠患者对睡眠有焦虑心理，每次即将睡觉或躺在床上想要睡觉，或第二天睡醒了，仍联想今天晚上能不能睡好觉，然后就开始担心睡眠问题，害怕睡不着，越是担心失眠，精神就越集中，入睡就越困难，从而形成恶性循环。久而久之，患者就会对睡眠和失眠产生焦虑情绪。矛盾意念法就是针对这种焦虑、恐惧心理，通过患者在正常就寝时进行相反的心理暗示，即努力让自己保持清醒，坚持不要睡着，抱着"破罐子破摔"的心态，告诉自己"今晚我就不睡了，一定坚持到天亮"，这样反而会转移患者对想睡而睡不着的联想和焦虑，从而降低患者对失眠的焦虑、恐惧，结果往往会很快入睡。

6

失眠的"物理治疗"都包括哪些?

失眠的治疗方法除了上述的药物治疗、心理治疗,还有一类称为"物理治疗"。顾名思义,物理治疗是通过声、光、电、磁等物理方法治疗失眠的手段。那么物理治疗都有哪些疗法呢?

(1)光照疗法。

光照疗法的作用机制主要是抑制松果体分泌褪黑素,该方法主要用于睡眠节律失调的患者,如倒班、时差、睡眠倒错引起的睡眠障碍。

（2）磁疗法（重复经颅磁刺激）。

磁疗法是利用脉冲电流产生的瞬变磁场作用于大脑。磁场脉冲不会产生创伤反应，并且穿过颅骨时几乎无衰减。磁场脉冲在脑组织内诱发神经细胞产生感应电流，使神经细胞兴奋性发生改变。磁疗法可以使大脑皮层的兴奋性发生一定变化，因而具有治疗失眠、焦虑和抑郁的作用。

（3）生物反馈疗法。

生物反馈疗法是将自身感受不到的身体的微妙变化，以声音或光的形式表现出来，使这些变化有助于自我调整的一种训练方法。失眠患者的身体肌肉常处于紧张状态，通常在患者的前额部贴上肌电图的电极，通过声音的高低变换来表示肌肉的紧张度，患者可随着声音的变化自觉进行肌肉放松训练，达到催眠的目的。

（4）电疗法。

其作用原理是采用低强度的微量电流刺激失眠患者大脑，使中枢神经系统产生具有镇静作用的内源性内啡肽，从而控制紧张焦虑，改善睡眠。而内源性的内啡肽不同于外源性的镇静剂，它没有毒副作用，患者也不会产生依赖性。

（5）音乐疗法。

音乐治疗可刺激褪黑素的分泌，褪黑素具有镇静、催眠作用。有一种音乐疗法是体感音乐疗法，在给患者听特定音乐的同时，让患者平卧在随着音乐震动的按摩椅上，通过音乐和震动同时刺激患者，以促进失眠患者入睡，改善患者睡眠质量。

7

失眠能彻底治好吗？

继发于其他疾病的失眠问题，一旦原发疾病得到缓解或治愈，失眠问题也会随之缓解和消失。继发性的失眠问题重要的是弄清病因，并针对病因对症治疗。原发性失眠问题，经过规律的睡眠节律调整，配合心理治疗和适当的药物治疗，大多数能缓解并消失。

失眠的保健、预防及康复

1

如何预防及调理失眠？

（1）放松心情，清理自己的负面情绪，缓解紧张情绪及消除琐碎的烦恼事。另外，对睡眠过度关注改变心态非常重要。想睡觉没觉，不想睡觉就来觉，不在意睡着睡不着，顺其自然即可。

（2）讲究睡眠卫生：晚餐宜清淡，不宜过饱，也不要不吃饭；睡前不喝茶或咖啡；睡前用40度温水泡脚20分钟，有条件的洗个热水浴或做按摩；晚上睡前喝一杯温牛奶；纠正躺在床上看书、玩手机等不良习惯。

（3）建立规律的作息制度：按时上床，按时起床，坚持体育锻炼，注意劳逸结合。

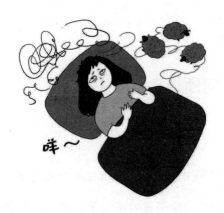

2

怎样合理防治因疾病引起的失眠?

失眠不仅在生活中常见，而且在患其他疾病的整个过程中，常作为一种伴随症状出现。因此，要合理防治身心疾病引发的失眠。睡眠好坏对疾病的康复和预后都有重要意义。因此，可从以下几个方面进行调护。

（1）弄清失眠与疾病的关系：有些时候失眠可能在先，由于失眠而诱发或加重某些疾病。如睡眠不佳第二天的血压会升高，血压升高反过来加剧失眠；如糖尿病患者往往可出现失眠，失眠又会加重糖尿病的病情。所以，弄清楚失眠与疾病的交互影响关系，对于正确调治、防护身心疾病都是非常有益的。

（2）针对疾病选择治疗：对于由于疾病而造成的失眠，所选择的治疗措施也要与原发疾病统一起来。如高血压性失眠，可选择一些降压的方法，既防治失眠，又不至于影响降压药物的效果。如糖尿病患者失眠，中医多认为由于阴虚火旺而引起，其治疗应侧重一些清心泻火、养阴生津的食疗验方，如果治疗方法不妥，不仅不能控制失眠，还容易加重原发疾病。

（3）平时坚持锻炼身体，如慢跑、快走等。科学饮食，不吸烟，不酗酒，保持良好心态，可能不会失眠或改善失眠和代谢综合征。

3

老年人的失眠调治方法有哪些?

　　(1)查找原因:老年人一旦失眠不要急于用药,不妨先查找引起失眠的原因。

　　(2)治疗原发疾病:如果是躯体疾病引起的失眠,则应积极治疗原发的躯体疾病。

　　(3)注意老年抑郁症和认知障碍:抑郁症和认知损害(痴呆)在老年人中发生率较高,若患有这类疾病,应及时到医院就诊,不要轻易使用安眠药物,否则会贻误病情。

（4）避免日间打盹"充电"式睡眠：由于老年人所需要的睡眠时间减少，日间打盹势必会影响晚间的睡眠质量。因此，老年人应避免日间卧床，若白天确实疲惫需要休息，建议午睡不超过半小时。

（5）合理服用镇静催眠药：镇静催眠药对老年人来说危险性较大，因为人体随年龄增加，代谢变慢，药物不容易被排出体外。药物在身体里蓄积，随着浓度的增加，很有可能夜间或次日导致意识障碍和跌伤。因此，老年人切不可私自服用镇静催眠药，以免发生危险。需要治疗必须在医生的指导下使用。

4

哪些食物能帮助睡眠?

睡前一杯热牛奶有助于睡眠，原因在于奶制品中的色氨酸有助于睡眠。其他含有色氨酸的食物有香蕉、燕麦、蜂蜜等。高蛋白质、高脂肪或辛辣类食物，由于不易于消化，可能不利于睡眠，建议睡前4个小时内避免食用。

5

失眠患者怎样减轻心理压力？

（1）做家务：如果每天能花点时间处理家中事务，你的疲劳就会慢慢消失。

（2）学会说"不"：当你不愿意接受其他工作或邀请时，不要勉强答应。

（3）把你的烦恼、忧虑、感受反复写在纸上，你会感到前景光明。

（4）每天早上提前15分钟起床外出散步。

（5）学会自我放松，如在眼上敷一块湿润的毛巾或手绢静躺15分钟。

（6）伸出你的双手：如参加一些群体活动，你会从助人中获得乐趣。

（7）做任何事都不要过于考虑成败得失，只要尽力而为就好。

（8）深呼吸：紧张、焦虑时，慢慢地呼气和吸气，能令你身心放松。

（9）把心中的郁结、牢骚对亲朋好友说出来，会获得安慰与放松。

（10）练习瑜伽：瑜伽有助于身心保持平衡，平时不妨上些这种课程，学会后在家自己做。

（11）勿酗酒：酒精会刺激脑神经，令你先兴奋后疲劳，使你愁上加愁，睡眠问题恶性循环。

（12）多参加运动，如骑自行车、跳健身舞、慢跑等。

（13）听音乐，欣赏你喜欢的乐曲，会让你进入艺术境界而忘了烦恼。

（14）定时吃饭，不暴饮暴食或不吃不喝，多吃些新鲜蔬菜和水果。

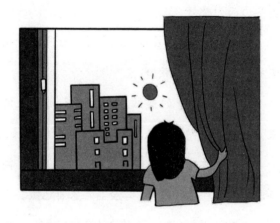

6

失眠患者怎样运动健身？

（1）每天坚持对身体各个部位的关节进行活动，比如扭转等，其活动应接近最大限度，包括颈、腰、肩、肘、腕、髋、膝、踝、指、趾等关节。

（2）每天坚持站立2个小时，或是站着交谈、做事、做操等都可以。

（3）每天坚持提取重物5分钟，重量因人而定，时间灵活掌握，可以做健身操，提书包、酒瓶、哑铃等，也可以上街购物，提手提袋、包、竹篮等，双手轮换。

（4）每天坚持慢跑或快走30分钟，使心率由正常增加到100～120次/分，然后稍事休息，或缓慢散步使心率正常。

（5）每天活动设法消耗1257焦耳的热量，一是保持体内热量代谢平衡，二是防止热能过剩，避免体胖。

每天生活，能够坐着时不要躺着，能够站着时不要坐着，能够活动时不要站着。另外，活动一定时间后，就要静止片刻，以求放松，有益调节神经，防止过度疲劳，从而达到治疗失眠的目的。